151
e. 561

EMPLOI

DES DIFFÉRENTES ESPÈCES

DE GENÊT

EN MÉDECINE ;

DU **GENISTA TINCTORIA** CONTRE LA RAGE. — DE LA **SCOPARINE**. — DE LA **SPARTÉINE**.

Par Louis P.-DESMARTIS (Père),

Médecin à Bordeaux, membre de la Société Linnéenne de cette ville, titulaire de la Société médicale d'Émulation de la Gironde, etc.

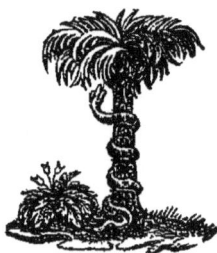

BORDEAUX,

IMPRIMERIE DE TH. LAFARGUE, LIBRAIRE,

RUE PUITS DE BAGNE-CAP, 8.

—

1853.

EMPLOI

DES DIFFÉRENTES ESPÈCES

DE GENÊT

EN MÉDECINE.

DÉPÔT LÉGAL
Gironde
N° 448
18..

EMPLOI

DES DIFFÉRENTES ESPECES

DE GENÊT

EN MÉDECINE ;

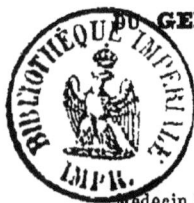

GENISTA TINCTORIA CONTRE LA RAGE. — DE LA
SCOPARINE. — DE LA **SPARTÉINE**.

Par Louis POYTEVIN-DESMARTIS (Père),

Médecin à Bordeaux, membre de la Société Linnéenne de cette ville, titulaire
de la Société médicale d'Émulation de la Gironde, etc.

BIBLIOTHÈQUE IMPÉRIALE IMP.

————

« Cette plante dédaignée, et laissée au pauvre qui n'en tire
qu'un faible parti, mériterait pourtant l'attention des amis
de l'agriculture ; mais son inconvénient est d'être commune
partout et de croître sans culture dans nos landes stériles.
Si elle était importée du Japon ou de quelqu'autre contrée
lointaine, sa graine se vendrait au poids de l'or et les litté-
rateurs agricoles feraient de beaux mémoires sur les avantages de sa culture ».

La médecine elle-même, après lui avoir reconnu de nom-
breuses propriétés dont elle a parfois obtenu d'excellents
résultats, l'a presque entièrement délaissée. — Cet abandon
est venu de ce que l'on n'a pas toujours retrouvé dans le
genêt les vertus médicinales qui y avaient été d'abord signa-
lées ; mais ces propriétés tiennent à plusieurs causes qui
toutes doivent être réunies pour que la plante produise les
effets qu'on en attend.

Ainsi, l'époque où on récolte le genêt, le dégré de maturité auquel il est parvenu ; le terrain dans lequel il a végété, la saison plus ou moins sèche qui a accompagné son développement ; tout cela peut modifier les sucs propres de ce végétal et altérer ou améliorer les qualités qui lui sont inhérentes. Ajoutons que les prescriptions du médecin ne sont pas toujours exactement suivies et que l'on substitue souvent une autre plante à celle qu'il a ordonné.

Les genêts étaient anciennement nommés *Spartiers*. Les praticiens se sont servis de toutes les parties de ce végétal ; c'est ainsi que les tiges, les feuilles, les fleurs, les graines, le suc exprimé des branches tendres, ont été administrés sous différentes formes.

La plante dans son entier, même avec ses racines, a été brûlée et les cendres ont servi à faire un décocté alcalin, aqueux ou vineux chargé de principes hydragogues.

Nous allons passer succinctement en revue les espèces de genêt les plus connues, en indiquant quelques-unes des applications qu'on peut en faire en médecine.

Le Genista scoparia de Linné.—(*Cytisus genista vulgaris scoparia*, de Tournefort ; — *G. hirsuta* de Moench ; Genêt à balais ; G. commun, *Sarothamnus scoparius* de Vimmer), a des propriétés diurétiques et purgatives bien marquées qui appartiennent aux tiges, aux branches, aux feuilles, et bien plus particulièrement aux semences et aux fleurs.

Rembert Dodoens a fort vanté l'infusion aqueuse de cette plante dans l'ascite. Cullen et tout récemment d'autres praticiens sont revenus à l'emploi de cet ancien médicament, et ils ont réussi dans l'albuminerie survenue à la suite de l'application d'un vésicatoire ou même consécutives à la scarlatine, à la rougeole, etc.; cette néphrite au reste, n'est pas souvent rebelle, mais ces praticiens ont été tout aussi heureux dans des circonstances où la maladie de Brigth durait depuis plusieurs mois ; coïncidant alors avec une diminution d'appétit, une soif intense, des urines abondantes chargées d'albumine et d'acide Benzoïque, un amaigrissement progressif et une débilité croissante.

Voici comment ils l'emploient : dans un litre d'eau, on met quinze grammes de feuilles de genêt, on fait bouillir jusqu'à réduction de moitié, et l'on donne dans le commencement deux cuillerées à bouche toutes les heures. On augmente ensuite graduellement le nombre des cuillerées.

M. Rayer a cité cependant trois observations qui ne sont pas aussi favorables à l'emploi du genêt. Il a expérimenté avec la simple infusion de sommités fleuries desséchées, à la dose de 15 grammes par 500 grammes d'eau, pour la journée contreles infiltrations séreuses provenues à la suite de la néphrite albumineuse ; sur trois malades ainsi hydropiques, deux n'ont éprouvé aucune amélioration bien sensible et le mal est arrivé à une terminaison fatale. Quant au troisième dont les accidents primordiaux ne dataient que de quelques semaines, la présence de l'albumine a presque entièrement cessé dans les urines, et il est sorti de l'hospice avec les apparences d'une guérison complète.

Cette préparation a mieux reussi à M. Bouchardat, dans des cas à peu près semblables. —

Autrefois, on employait fréquemment le sirop de fleurs de genêt, ainsi que l'infusion dans les rhumatismes, la goutte, les maladies de foie, les engorgements mésentériques, mais aujourd'hui, il paraît qu'on y a renoncé, et il est fort difficile, non-seulement de trouver chez les pharmaciens, ce sirop tout préparé, mais même cette plante chez les herboristes qui n'en conservent plus. — Les mémoires de l'Académie des Sciences de Stockolm, rapportent qu'en 1759, l'armée suédoise ayant eu la plupart de ses soldats

atteints d'une épidémie catarrhale, cette maladie se termina
par l'anasarque, et ce fut une boisson lixivielle des cendres
de genêt, administrée à la dose d'une pinte par jour qui
procura la disparition de cet œdème. Ces cendres à la
dose de 30 à 45 grammes par litre d'eau, conviennent donc
dans les mêmes cas que le bi-carbonate de potasse, tels que
les infiltrations passives des membres et la plupart des
leucophlegmaties, la gravelle sans excitation inflammatoire
des reins, l'albuminerie, les reliquats de longues fièvres
intermitentes.

De son côté M. Levret (1) a même substitué avec avan-
tage au carbonate de potasse (8 à 15 gramm. par kilogram.
d'eau), la lessive des cendres de genêt ou de sarments pour
les engorgements lymphatiques et laiteux des mamelles. A
cet effet, il faut lotionner avec ce liquide le sein malade et
entretenir dessus des compresses imbibées, suffisamment
chaudes et couvertes d'un taffetas ciré.

M. Cazin assure encore avoir retiré de grands avantages
de ces lotions dans les engorgements scrofuleux, les tumeurs
blanches, l'hydarthrose, etc. Les bains dans lesquels on fait
entrer cette cendre ont aussi parfaitement réussi dans tous
les cas qui exigent des bains alcalins.

L'*OEnolé lixiviel* (lessive vineuse), a été également fort
vanté dans l'anasarque, et il débarrassa le *héros de Fontenoy*
(Maréchal de Saxe) d'une hydropisie contre laquelle avaient
échoué les ordonnances des plus célèbres médecins.

Les fumigations faites avec le genêt Scoparia, surtout
avec ses fleurs, ont joui d'une certaine vogue contre l'œdème des membres inférieurs; ce sont surtout les semences
qui, à la dose de deux grammes, produisent des effets
purgatifs, et la science possède des cas fort remarquables

---

(1) Art. *Des accouchements*, p. 184, 3 me édit.

de guérison d'hydropisie obtenu par un excellent hydrago-
gue. A une dose un peu plus élevée, ou même à celle de
deux grammes seulement, elles peuvent être *émétiques*.
Aussi les traités de matière médicale les mentionnent-elles
comme étant émétocarhétique.

La torréfaction enlève à ses graines, toutes les propriétés
précédentes, car dans certaines localités on les emploie en
guise de café.—*Dans le Nord*, on fait confire dans de l'eau-
de-vie ou du vinaigre, les jeunes pousses (les boutons à
fleur) pour s'en servir comme condiment et remplacer les
câpres. Ailleurs, on mange les fleurs de ce genêt en salade.
— Les abeilles et bien d'autres insectes recherchent le *suc*
de cette fleur. Les agneaux aiment à brouter les tiges fleuries des genêts, mais ces rameaux ne doivent pas faire la
base de leur nourriture, parce qu'ils déterminent des maladies particulières.— Les grands volatiles paraissent cependant se nourrir impunément de la graine. — Ce végétal a
encore un grand nombre d'emplois, puisque dans les Vos-
ges on en extrait de la potasse qui sert à la fabrication des
bouteilles. L'écobuage rend propre à la culture d'un ordre
élevé, les sols stériles sur lesquels ces plantes végètent (1).
Les teinturiers et les dessinateurs en combinant le *suc* des
fleurs avec l'acétate d'alumine ou de sulfate de cuivre, en
retirent une jolie couleur jaune. Les cordiers font rouir
l'écorce de cette plante comme le chanvre et le lin, la trans-
forment en étoupe, puis en bons cordages. On en fait surtout une ficelle fort usitée pour construire des filets de
pêcheurs; les tisserands en fabriquent des brosses qui leur
servent à apprêter leurs toiles et ils font aussi des tissus avec
la filasse du même genêt. Nos pauvres habitants des landes

---

(1) *Dictionn. d'hist. nat. de d'Orbigny*; tom. 6, pag. 71, art.
Genêt.

en recouvrent leurs chaumières, en font des balais et s'en servent pour chauffer leurs fours. On l'utilise enfin pour lier la vigne, pour faire de la litière et ultérieurement comme engrais.

Pour nous, nous avons remarqué que la décoction du *Genista scoparia* comme celle des autres genêts occasionnent parfois une espèce de délire suivi de tremblements. Les malades se supposaient ivres et il leur semblait assister à un spectacle de fantasmagorie, car ils croyaient alors voir passer devant eux des formes bizarres et des figures fantastiques. Tout récemment nous avons observé ce singulier phénomène très-marqué chez une dame atteinte d'amaurose complète, de cataracte, de déformation extrême de la pupille, etc., et conséquemment totalement aveugle.—Plusieurs faits analogues nous ont été communiqués par un descendant du célèbre Parmentier. Cet excellent observateur, nous a dit qu'étant au collège de Verdun de 1814 à 1818, on servait souvent au réfectoire des sauces et des salades où l'on mettait en assez grande quantité des bourgeons et de graines de genêt qu'au préalable on avait fait confire dans du vinaigre ou dans de l'eau-de-vie. Demi-heure après ces repas, les élèves devenaient excessivement surexcités ; cette surexcitation se manifestait soit par une gaîté extrême, soit par une sorte d'ivresse, et ils tombaient bientôt dans un assoupissement auquel succédait une diarrhée passagère. La cause de ces accidents resta longtemps inconnue, mais enfin des médecins ayant été appelés, constatèrent que tout cela était occasionné par le genêt qui entrait dans les préparations culinaires.

Genêt d'Espagne.— *Spartium junceum.* — *Genista juncea.*— Dans ce genêt, les fleurs sont très-odorantes, d'une saveur sucrée et une foule d'hyménoptères viennent chercher leur nourriture au milieu de ces pétales parfumés ; mais ces

attraits trompeurs cachent des propriétés assez énergiques,
à la dose de 8 grammes; ces fleurs procurent un effet par-
gatif marqué.

On lit à ce sujet dans le N.º 38 de la *Gazette de santé*,
que des enfants ayant goûté des fleurs de ce genêt, et les
trouvant très-douces, crurent qu'ils pouvaient en mettre une
assez grande quantité dans une omelette, sans doute comme
on le fait pour la fleur de l'acacia (*Robinia pseudo-acacia*).
Ils mangèrent cette omelette et la trouvèrent très-bonne ;
mais quelques heures après ils éprouvèrent de l'anxiété, de
la céphalagie, des vomissements et de la faiblesse. L'un
d'eux fut fortement purgé; mais heureusement, l'eau tiède
en abondance et l'oxycrat, les guérirent.

Le *Genista aspalatoïdes* de Lamk. (*Spartium aspalatoïdes* de Desf.) originaire d'Alger, est cet arbre odorant
qui fournit le bois d'aspalate, lequel peut très-bien sup-
pléer à l'aloës.

GENISTA TINCTORIA. (*Herba lutea* des Latins. — *Flos tinctoria* de Tragus; *Aster atticus; Chamespartion florens tinc-
torium parvum :* Genêt des teinturiers; petit Genêt d'après
Dodon, herbe à jaunir ou à teindre, etc.).

De gracieux lépidoptères viennent reposer sur les fleurs
de ce joli arbuste leurs ailes fatiguées, attirés qu'ils sont
par les émanations de cette plante dont les feuilles étaient
jadis tributaires de la chenille, dont les tiges protégeaient
plus récemment la chrysalide; mais depuis qu'ils ont revê-
tus leur brillante parure, dont l'éclat le dispute à celui de
l'hermine et de la pourpre, le genêt déploie son étendard
comme pour fêter la promotion de ses anciens hôtes à l'em-
pire des airs qu'ils parcourent en tous sens, tandis que dans
le centre floral se prépare en leur honneur un nectar déli-
cieux.

Le *Genista tinctoria* possède des propriétés analogues à celles de ses autres congénères.

» Il y a 60 ans que le Gouvernement fit publier comme un spécifique contre l'hydropisie, un remède qui n'était autre chose que les semences du genêt des teinturiers, réduites en poudre. On la donnait tous les deux jours à la dose d'un gros (4 grammes) dans 6 onces (180 grammes) de vin blanc, avec l'attention d'en adoucir l'effet par 2 onces (60 grammes) d'huile d'olive, prises une heure après la poudre. Ce remède devenu tout-à-fait populaire et que j'ai vu réussir quand beaucoup d'autres avaient échoué, doit prendre place parmi les moyens thérapeutiques que le médecin de campagne se procure le plus facilement (1) ».

Sous le nom de décoction de genêt, composée, la pharmacopée de Londres donne la formule suivante :

Sommités fraîches de genêt. 15 grammes.
Baies de genièvre. . . . . . 15 grammes.
Racine de pissenlit. . . . . 15 grammes.
Eau. . . . . 750 grammes.

Il faut faire réduire par ébullition à 500 grammes la quantité du liquide de cette décoction et *passer* ensuite. La pharmacopée d'Édimbourg remplace la racine de pissenlit par la crême de tartre. Ce décocté est assez usité en Angleterre comme diurétique dans l'hydropisie.—On le prend à la dose d'une verrée, 3 ou 4 fois par jour.

En Russie, le *genista tinctoria* a été hautement vanté contre la rage. Depuis, bien des praticiens l'ont préconisé en France, et nous-mêmes, dans une circonstance, l'avons employé avec succès.

(1) F. J. Cazin, *Traité des plantes médicinales indigènes*, 1850. (De Boulogne-sur-mer).

Le D.ʳ Marochetti, est le premier qui l'ait fait connaître dans un mémoire ayant pour titre : *Observations sur l'hydrophobie, sur les indices certains pour reconnaître l'existence du virus hydrophobique, et sur les moyens de prévenir le développement de la maladie en en détruisant le germe.*

Voici dans quelles circonstances M. Marochetti est arrivé à la connaissance de ce mode de traitement.

En 1813, il habitait Ukraine, lorsque pendant une soirée d'Automne, un gros chien enragé mordit dans un village voisin, appelé Rijawka, quinze personnes, d'âge et de sexe différents. Ce médecin fut appelé le lendemain matin auprès de ces malheureux, qu'il fit placer dans une maison assez grande, avec des personnes en nombre suffisant pour les servir. — Dans cet intervalle une députation de vieillards vint le prier de laisser traiter par un paysan ceux qui semblaient condamnés à devenir enragés; ce paysan était le cosaque Zaparostza, qui faisait profession de guérir de la rage, avec un succès constant, et dont la famille qui habitait la contrée, exerçait depuis un temps immémorial et de père en fils cette profession, sans communiquer son secret à personne. Les vieillards assurèrent que Zaparostza avait sauvé plusieurs centaines d'individus dans le gouvernement.

M. Marochetti, songeant, que peut-être il pourrait non-seulement sauver ces malheureux, mais encore rendre un important service à l'humanité, consentit à ce qu'on voulait, mais à condition qu'il serait présent à tout ce qu'on ferait, et qu'il soignerait lui-même, d'après les moyens usités jusqu'alors, l'une des personnes qui avaient été mordues.

M. Marochetti, choisit une jeune fille de six ans, dont il cautérisa les plaies et employa le calomel, le camphre, l'alisma plantago, et même l'opium. Tous les autres malades prirent la décoction d'une plante que le cosaque leur administra et que M. Marochetti reconnut plus tard pour être du *genista tinctoria*, appelé Drok-dpok dans ce pays, et où l'on s'en sert pour teindre en jaune. Chaque jour, matin et soir, le cosaque regardait sous la langue de chaque individu, et s'il y voyait des boutons, il les ouvrait, les cautérisait avec une grosse aiguille rougie à la chandelle, et ensuite il faisait rincer la bouche des malades avec la décoction de *genista tinctoria*.

La jeune fille de six ans, malgré les soins assidus et attentifs du docteur Marochetti, mourut le matin du 7.me jour après l'accident, d'affreux accès de rage.

Des quatorze personnes qui restèrent, douze subirent l'ouverture des pustules, les deux autres n'eurent point de boutons *sous-lingual*, mais toutes furent sauvées. Le cosaque leur fit continuer pendant six semaines l'usage de la décoction de genêt. Les plaies qui avaient été maintenues en état de suppuration, ayant été cicatrisées, les quatorze personnes sortirent bien portantes, et même, trois ans après, aucune d'elles n'avait éprouvé le moindre accident.

M. Marochetti, qui depuis, a recueilli une foule d'observations sur les faits qui s'étaient présentés à lui, et pour lesquels il avait obtenu des succès constants, indique la méthode curative suivante, dans laquelle le *genista tinctoria*, joue un grand rôle. 1.° Cautériser (1) au fer rouge à l'instant

_____

(1) Il nous semble assez difficile, sinon impossible, de se procurer au moment même où l'on est mordu un fer rougi à blanc, tout prêt pour cautériser. — Aussi, si nous devons juger de l'absorption du *virus hydrophobique* par analogie avec le venin des reptiles, nous conseillerons pour la presque instantanéité de la morsure, une ligature très serrée au membre blessé entre la plaie et le cœur. C'est ainsi qu'on assure qu'en Amérique on obtient la guérison des animaux, et des personnes mordues par les serpents

de la morsure, s'en dispenser si la morsure n'est pas ré-
cente. — 2.° Placer un vésicatoire sur la plaie et y entretenir la suppuration pendant six semaines, soit en appliquant

---

à sonnettes. Voici comment on procède dans cette contrée : Si
après la ligature le blessé éprouve une ou plusieurs convulsions,
cela indique que le venin a pénétré plus ou moins dans l'économie ;
après quelques heures, s'il n'y a ni agitations, ni spasmes, on
lâche un peu le lien pour laisser pénétrer une autre petite quantité de venin et il se produit une nouvelle convulsion. — Le même
procédé est soigneusement continué jusqu'à ce qu'il ne se mani-
feste plus aucun *soubresaut,* ni aucun autre symptôme alarmant.

Dans ce cas, le malade qui aurait infailliblement succombé à
l'absorption de tout le *virus à la fois* est sauvé parce que les peti-
tes quantités qui pénètrent peu à peu dans l'économie ne sont pas
assez puissantes pour détruire la force vitale. Disons en passant,
qu'il semble même exister ensuite une idiosyncrasie spéciale chez
les personnes qui ont essuyé l'action du venin des serpents vénimeux.

Il nous paraît donc rationnel d'admettre qu'aussitôt après la
morsure des ophidiens, comme après celle des animaux hydro-
phobes, la ligature presque instantanée, exercée *fortement* avec
le premier lien venu qui tombe sous la main (tel qu'un mouchoir,
une cravatte, une corde), peut être un moyen de salvation. —
Nous serions aussi partisan de pratiquer une saignée du membre
blessé et de le frotter en pressant de haut en bas jusqu'à la bles-
sure, pour mieux faire évacuer localement le principe léthifère —
Avant de délier le membre, nous serions aussi d'avis de faire des
lotions et même des irrigations avec un liquide quelconque ; l'eau
simple est peut-être celui qu'on doit préférer, puis de cautériser
avec l'acide sulfurique concentré. Ce dernier moyen employé seul,
a fait obtenir à M. Chabanon, des résultats très-satisfaisants
(*Journ. de méd. et de chir. prat.,* tome 22, p. 423. 1851). —
Tout ce que nous venons de dire dans cette note, doit être employé en tout ou en partie, et nous croyons que cela vaut mieux
que la cautérisation par le fer rouge. Au reste, ce ne sont là que
des moyens prophylactiques qui ne doivent nullement empêcher
d'user par prudence des autres ressources.

de nouveaux vésicatoires s'il y a lieu, soit en excitant par des substances convenables. — Si la suppuration est de mauvaise nature, si la surface est de mauvais aspect, l'on appliquera comme détersif des cataplasmes faits avec le résidu de la décoction de *Genista tinctoria*. 3.° Examiner au plus tôt et deux fois au moins dans la journée, pendant 42 jours, de chaque côté du frein de la langue les canaux excréteurs des glandes sublinguales où se renferme *temporairement* le *virus rabique*, avant d'être absorbé, pour causer ensuite une mort si horrible. 4.° Percer toutes ces pustules, sans exception; faire rincer la bouche avec la décoction de genêt, concentrée (au moins de 32 grammes par litre) et cautériser au moyen d'une tige de fer, rougie au feu. 5.° Faire boire la décoction de genêt dès le début et pendant six semaines. Si les pustules ne se montrent pas au bout de 42 jours et que l'animal mordu, se trouvât effectivement enragé, on peut être persuadé que le virus lyssique a été détruit par le médicament. « Quoiqu'on ait pu dire de cette plante, assure » M. Marochetti, je suis convaincu que c'est le véritable pré-» servatif de cette maladie (l'hydrophobie), puisque dans » beaucoup de cas elle pousse pour ainsi dire le virus à la » surface pour former les tumeurs : le fait est que rarement » j'ai observé ces tumeurs lorsque j'ai administré la décoc-» tion dès le premier jour de la morsure ».

Si au bout du même temps, la personne mordue n'a pas eu de pustule sous-linguale quoiqu'elle n'ait pas bu de dé-coction de genêt, on peut être persuadé qu'elle n'est pas infectée.

La dose de la boisson est deux litres par jour au moins : il faut toujours la prendre chaude. On administre aussi en même temps trois ou quatre fois par jour, la poudre des fleurs et des feuilles de la même plante à la dose de 2 à 3

drachmes et même plus. Cependant, il faut avoir égard à
l'âge, à la constitution du sujet et surtout à sa tolérance
relativement aux vomissements. L'observation suivante où
il n'a été employé que la décoction de genêt, nous paraît
digne d'être citée :

En 1834, nous fûmes appelé auprès de M.ᴵᴵᵉ X...., mo-
diste, demeurant rue Bouffard, qui trois jours auparavant
avait reçu trois morsures d'un chat qu'elle aimait beaucoup
et qui d'ordinaire était fort doux. Ce chat qu'elle avait depuis assez longtemps, se laissait caresser avec plaisir, lorsque tout-à-coup et sans cause connue, il devint triste, re-
fusa la nourriture et parut très-insensible à tout ce qui se
passait autour de lui, puis il devint furieux. Alors il mordit sa maîtresse au pied à plusieurs reprises. M.ᴵᴵᵉ X.....
sortit immédiatement de la chambre où elle se trouvait et
y renferma l'animal. Lorsque quelqu'un entrebaillait la por-
te, le chat s'élançait en faisant des sauts étonnants ; un
homme courageux survint, osa pénétrer dans la chambre
et assomma l'animal à coups de barre.

Ce chat présentait assez comme on le voit, les symptô-
mes de la rage, car ainsi que le fait observer M. Marochetti
dans son admirable mémoire, c'est l'habitude des chats enragés de faire des bonds étonnants et de se jeter sur les
personnes qui sont à leur portée. Nous regrettons seulement que le chat dont nous venons de parler, ait été jeté à
la rivière sans avoir été examiné.

Nous avions entendu faire le plus grand éloge du *Genista
tinctoria* et nous connaissions l'utile emploi de la ponction
des pustules *sous-linguales*. Nous regardâmes quotidienne-
ment pendant une quarantaine de jours le dessous de la
langue de la malade, mais nous n'y aperçûmes aucune al-
tération ; nous fîmes prendre environ un litre par jour de
décoction de genêt qui, sans doute, neutralisa le virus ; car

la malade a été mordue il y a près de 20 ans et elle jouit encore aujourd'hui d'une santé parfaite.

Puisque nous parlons de la rage, citons encore l'observation suivante extraite du mémoire de M. Marochetti :

» Une chienne était pleine et vers la moitié de sa portée elle fut mordue par un chien enragé. Le maître de cet animal, qui y était fort attaché, ne voulut pas le faire tuer dans l'espoir de le guérir. Pour éviter le danger d'être mordu et pour empêcher que quelqu'autre individu ne fût blessé, en cas que l'hydrophobie se déclarât, il tint sa chienne enfermée pendant six semaines, et, comme au bout de ce temps il vit qu'elle se portait bien, il crut qu'il n'y avait plus de danger à la laisser en liberté. Effectivement, rien ne parut et en son temps elle mit bas six petits, bien portants aussi, qui furent nourris par elle-même.

» Les petits chiens, au bout de quelques mois furent donnés à plusieurs personnes. Depuis ce temps, la chienne se porta toujours bien; mais ses petits ayant atteint l'âge d'une année, devinrent tous enragés quoiqu'ils se trouvassent dans des endroits différents, et ils moururent tous *dans la même journée.* L'étonnement de celui qui les avait donnés fut extrême lorsqu'il fut informé de ce fait. Il craignit toujours que sa chienne ne devint hydrophobe; mais n'ayant rien observé pendant deux années, il se persuada qu'elle avait communiqué tout le virus à ses petits et qu'elle s'était sauvée à leurs dépens.

» Peut-être aussi cette chienne mettait-elle bas alors pour la première fois, et dans ce cas, les petits auraient vérifié un proverbe patois qui a grand cours parmi les bergers de toute la chaîne des Pyrénées et qui dit : qu'en fait de chiens, *la première portée meurt toujours de la rage mue* ».

Si ce proverbe est l'expression de la vérité et le résultat de longues observations, n'y aurait-il pas moyen de le faire mentir en administrant le genêt par dose convenable à la chienne qu'on reconnaîtrait être pleine pour la première fois ? Dans la rage mue, il est vrai, les chiens ne peuvent mordre puisque leurs gueules est spasmodiquement entr'ouverte, mais leur bave appliquée sur les membranes muqueuses peut communiquer la maladie et ce danger est assez grand pour qu'on doive s'efforcer de le prévenir.

Terminons par l'observation suivante, ce que nous avons voulu dire sur l'hydrophobie. Mon frère, le docteur Martial P. Desmartis, me disait à propos de la rage, qu'étant allé au mois de Juillet 1852, voir un malade dans les environs du *Bouscat* (près Bordeaux) il trouva près de l'entrée de la maison, un jeune *épagneul* qu'on y avait fort imprudemment attaché parce qu'il avait été mordu depuis quelques temps par un autre chien réellement enragé. Cet épagneul s'élançait avec force sur tout ce qui s'approchait de lui, et déchirait avec ses dents tous les objets qu'il pouvait atteindre ; il ne voulait ni boire ni manger rien de ce qu'on lui présentait, et cependant on observa qu'il but à plusieurs reprises de sa propre urine (1).

Une poule s'étant trop approché de cet animal, qui était certainement enragé, il la saisit vivement et lui fit plusieurs morsures qui pénétrèrent dans les chairs. On se décida alors à tuer et le chien et la poule. Une femme du voisinage qui se trouvait là dans ce moment demanda avec instance qu'on lui donnât cette poule, disant qu'elle la mangerait avec plaisir ; on lui fit des représentations sur le danger auquel elle s'exposait, et malgré tout ce qu'on put lui dire, elle

_____

(1) Ceux qui voyent du naturel dans tous les actes spontanés des animaux, croiront certainement rencontrer là une indication à suivre, et ils penseront trouver un spécifique dans les éléments constitutifs de la sécrétion urinaire.

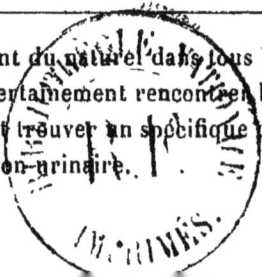

persista dans sa résolution, mangea la poule qu'elle avait fait rôtir et n'en a pas éprouvé depuis le moindre accident.

Mais revenons à notre sujet et voyons quels sont les principes chimiques que renferment les fleurs de genêt. D'après l'analyse faite il y a déjà quelques temps par M. F. Cadet de Gassicourt, elles contiennent « une matière grasse d'un jaune foncé, aromatique, et soluble dans l'éther, une matière colorante jaune-serin, une matière brune, ayant l'odeur et la saveur des plantes anti-scorbutiques exprimées, des traces de chlorophylle (matière verte des feuilles), de l'albumine, du mucilage, une matière sucrée, de la cire, un principe astringent particulier, un *osmazôme* (1) *végétal* dans la composition duquel entrent plusieurs des substances précédentes et des sels ».

Tout récemment, M. Stenhouze a éclairci cette question d'analyse comme chimiste et comme médecin. Il a isolé des fleurs de genêt un principe diurétique qu'il a nommé *Scoparine* et qui a pour formule chimique $C^{24} H^{11} O^{10}$.

En faisant évaporer jusqu'au dizième la décoction aqueuse de ces fleurs, il a obtenu un résidu gélatineux qui contient surtout de la scoparine.

Cette substance est colorée en jaune et fournit par la purification des cristaux étoilés qui se dissolvent dans l'eau bouillante et dans l'esprit de vin. La scoparine doit s'employer chez les adultes à la dose de 25 à 30 centigr. mais la diurèse qu'elle occasionne ne se montre guère que douze heures après l'ingestion.

En distillant les eaux mères apr`s av ir recueilli la scoparine, M. le docteur Stenhouze a obtenu une huile incolore

---

(1) Comme on le sait, on appelle osmazôme un extrait de viande que l'on obtient en évaporant le bouillon et en traitant ensuite par l'alcool.

et limpide qui, purifiée, devient une base organique volatile qu'il a appelé *spartéine*. Ce liquide oléagineux est d'une amertume particulière et c'est un hypnotique dangereux : « une seule goutte dissoute à l'aide de l'acide acétique, a » suffi pour *stupéfier* un lapin pendant 5 à 6 heures. Un » autre lapin auquel on en avait administré 20 centigram- » mes, éprouva d'abord une violente surexcitation, puis » tomba dans l'assoupissement et mourut au bout de 3 heures (1) ».

Nous ne saurions dire quel est le *principe* du genêt qui *agit* si efficacement contre l'hydrophobie, mais on comprend qu'une plante qui renferme un extractif aussi puissant que la *Spartéine*, ait aussi une action sur la rage, toute terrible qu'est cette maladie.

La *Spartéine* et la *Scoparine* nous paraissent dignes d'être soumises à de sérieuses expériences sur les animaux, car on peut doser un principe chimique obtenu, tandis qu'il est très-difficile d'apprécier le dosage en employant les plantes elles-mêmes. En effet, suivant la nature du terrain, suivant les localités, les saisons, la température, les végétaux sont considérablement modifiés dans leur constitution intime et peuvent ainsi posséder avec abondance tel ou tel principe, ou ne le contenir que dans de très-faibles proportions. La spartéine dira-t-on, est un principe bien actif, mais il peut être dilué et les expérimentations ne devront être faites sur l'homme, qu'après des épreuves convenables sur les animaux.

Disons en passant que dans des cas où mon fils redoutait les suites de morsures faites des animaux enragés, il a employé l'*Insecto-calmantine* (2) et qu'il ne s'est manifesté aucun symptôme d'hydrophobie.

(1) Bouchardat, *Rép. de pharm.*, Novembre 1852, T. 9, p. 154.
(2) L'Insecto-calmantine est un principe chimique extrait de

Les malades étaient-ils atteints d'une manière dange-
reuse? Nous sommes portés à admettre l'affirmative.

Or, l'*Insecto-calmantine* est éminemment *narcotique*, la
spartéine possède cette même propriété à un très-haut de-
gré, et qui peut dire encore que, chimiquement, elles ne
soient pas isomériques et succédanées en thérapeutique?

---

certains insectes et découvert par mon fils. (Voyez à ce sujet son
mémoire sur l'*Entomologie médicale*, lu à la séance de la Fête
Linnéenne [1.er Juillet 1852] et consigné dans le journal l'*Ami
des champs*).

Sous le rapport de ses effets physiologiques, la Calmantine est
en quelque sorte l'opposé de la cantharidine.

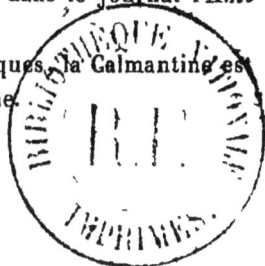

www.ingramcontent.com/pod-product-compliance
Lightning Source LLC
Chambersburg PA
CBHW050430210326
41520CB00019B/5874